Année 1895

THÈSE

POUR

LE DOCTORAT EN MEDECINE

Présentée et soutenue le Mercredi 17 Juillet 1895, à une heure

CONTRIBUTION A L'ÉTUDE

DES

MANIFESTATIONS CUTANÉES

DE

L'INTOLÉRANCE IODIQUE

PAR

Pierre Louis TROUCHAUD

Né à Dunkerque (Nord) le 10 août 1870

Président : M. FOURNIER, *professeur.*

Juges : MM. LANDOUZY, *professeur.*
BRISSAUD et GAUCHER, *agrégés.*

Le candidat répondra aux questions qui lui seront faites sur les diverses partie de l'enseignement médical.

IMPRIMERIE DES THÈSES DE MÉDECINE

OLLIER-HENRY

11, 13, RUE DE L'ÉCOLE-DE-MÉDECINE, 11, 13

PARIS

1895

FACULTÉ DE MÉDECINE DE PARIS

Année 1895   Nº 411

THÈSE

POUR

LE DOCTORAT EN MÉDECINE

Présentée et soutenue le Mercredi 17 Juillet 1895, à une heure

---

CONTRIBUTION A L'ÉTUDE

DES

MANIFESTATIONS CUTANÉES

DE

L'INTOLÉRANCE IODIQUE

PAR

Pierre Louis TROUCHAUD

Né à Dunkerque (Nord) le 10 août 1870

Président : M. FOURNIER, *professeur.*

Juges : MM. { LANDOUZY, *professeur.*
{ BRISSAUD et GAUCHER, *agrégés.*

Le candidat répondra aux questions qui lui seront faites sur les diverses parties de l'enseignement médical.

IMPRIMERIE DES THÈSES DE MÉDECINE
OLLIER-HENRY
11, 13, RUE DE L'ÉCOLE-DE-MÉDECINE, 11, 13
PARIS
1895

FACULTÉ DE MÉDECINE DE PARIS

Doyen........................	M. BROUARDEL
Professeurs..................	MM.
Anatomie....................................	FARABEUF.
Physiologie.................................	CH. RICHET.
Physique médicale...........................	GARIEL.
Chimie organique et chimie minérale..........	GAUTIER.
Histoire naturelle médicale..................	BAILLON.
Pathologie et thérapeutique générales........	BOUCHARD.
Pathologie médicale..........................	{ DIEULAFOY. / DEBOVE.
Pathologie chirurgicale......................	LANNELONGUE.
Anatomie pathologique........................	CORNIL.
Histologie...................................	MATHIAS DUVAL.
Opérations et appareils......................	TERRIER.
Pharmacologie................................	POUCHET.
Thérapeutique et matière médicale............	LANDOUZY.
Hygiène......................................	PROUST.
Médecine légale..............................	BROUARDEL.
Histoire de la médecine et de la chirurgie...	LABOULBENE
Pathologie comparée et expérimentale.........	STRAUS.
Clinique médicale............................	{ G. SEE. / POTAIN. / JACCOUD / HAYEM.
Maladies des enfants.........................	GRANCHER
Clinique de pathologie mentale et des maladies de l'encéphale....................	JOFFROY.
Clinique des maladies cutanées et syphilitiques..	FOURNIER.
Clinique des maladies du système nerveux......	RAYMOND.
Clinique chirurgicale........................	{ DUPLAY. / LE DENTU. / TILLAUX. / BERGER.
Clinique des maladies des voies urinaires.....	GUYON.
Clinique ophtalmologique.....................	PANAS.
Clinique d'accouchement......................	{ TARNIER. / PINARD.

Professeurs honoraires.
MM. SAPPEY, PAJOT, REGNAULD

Agrégés en exercice.

MM.			
ALBARRAN.	DELBET.	MARIE.	RICARD.
ANDRÉ.	FAUCONNIER.	MAYGRIER	ROGER.
BALLET.	GAUCHER.	MENETRIER.	SCHWARTZ.
BAR.	GILBERT.	NELATON.	SEBILEAU.
BRISSAUD.	GLEY.	NETTER.	TUFFIER.
BRUN.	HEIM	POIRIER, chef	VARNIER.
CHANTEMESSE.	JALAGUIER.	des travaux	VILLEJEAN
CHARRIN.	LEJARS.	anatomiques.	WEISS.
CHAUFFARD.	LETULLE.	QUENU.	
DEJERINE.	MARFAN.	RETTERER.	

Secrétaire de la Faculté : M. Ch. PUPIN.

A MES PARENTS
Hommage respectueux et reconnaissant

A MES AMIS

A MES MAITRES des FACULTÉS de LILLE et de PARIS

———

A MES MAITRES DANS LES HOPITAUX DE PARIS

MM. les Professeurs TERRIER, DUPLAY
TARNIER et RAYMOND

MM. LES MÉDECINS ET CHIRURGIENS DES HOPITAUX

Du CASTEL, DELBET, NICAISE et HARTMANN

A MON PRÉSIDENT DE THÈSE

Monsieur le Docteur FOURNIER

PROFESSEUR A LA FACULTÉ DE MÉDECINE DE PARIS

Médecin des Hôpitaux

MEMBRE DE L'ACADÉMIE DE MÉDECINE

Officier de la Légion d'Honneur

AVANT-PROPOS

« On conçoit combien il est important de connaître
« les différents effets de l'iodure de potassium sur le
« derme afin de ne pas le confondre avec les accidents
« auxquels on voudrait opposer le remède et surtout
« pour s'en abstenir momentanément chez ceux qui
« auraient déjà des maladies analogues ou des pré-
« dispositions telles que l'iodure de potassium dût ou
« les exapérer ou les développer. »

Ricord — 1842. — *Bulletin général thérapeutique.*

Tel est le cadre que trace Ricord à la question qui nous occupe, cadre déjà rempli en partie par nos Maîtres, qui tour à tour sont venus y grouper des types morbides jusque-là épars. Nous leur apportons quelques faits observés sous le contrôle de notre Maître M. le docteur du Castel qui a bien voulu nous donner l'appui de son autorité. Nous tenons à lui en exprimer ici toute notre reconnaissance depuis longtemps acquise du reste. Il eût la bonté de remplir vis à vis de nous le rôle d'éducateur pendant une année d'externat passée dans son service et il a su nous apprendre à examiner, à observer, à regarder un malade, préoccupé sans cesse de notre instruction.

CONTRIBUTION A L'ÉTUDE

des

MANIFESTATIONS CUTANÉES DE L'INTOLÉRANCE IODIQUE

HISTORIQUE

L'historique de la question n'est plus à refaire. La thèse d'Élisabeth Bradley, l'article du regretté Pignot du Dictionnaire encyclopédique renferment l'analyse complète des diverses interprétations qui tour à tour divisèrent les auteurs. Nous avons voulu néanmoins tracer à grands traits l'histoire clinique de la question qui évolue autour de deux grandes opinions : celle de Ricord et celle de Rilliet.

Depuis Coindet de Genève (1820), on voit tour à tour les auteurs tenir en suspicion cette indication iodique, se départir de leur méfiance et enfin revenir à des idées plus éclectiques.

En 1842, Ricord qui avait glorifié l'iodure dans le traitement de la syphilis fait connaître le résultat de ses multiples observations et trace un tableau presque complet de la question.

Au point de vue dermatologique il a observé presque toutes les manifestations de l'intolérance iodique : l'énythème papuleux, urticariant, vésiculeux, bulleux (rupia), purpurique (ces deux espèces de maladies de Werlhof). Il passe en revue l'action de l'iodure sur les divers appareils, et nous y trouvons décrits tous les faits saillants de l'iodisme : ce ptyalisme qu'il différencie de la salivation mercurielle et qu'il rapproche du ptyalisme des femmes enceintes; ce catarrhe œdémateux des conjonctives qu'il nous garde de confondre avec l'ophtalmie blennorrhagique; ce coryza iodique, cette bronchite qui ne mûrissent pas, cette blennorrhagie qui s'exagère sous l'influence de la médication iodurée et sera susceptible de se réveiller plus tard sous la même influence comme le catarrhe utéro-vaginal ; cette action sur le sang rendu moins plastique et prédisposant aux hémorrhagies nasales, pulmonaires, intestinales. Il esquisse l'action de l'iodure sur le système nerveux, il règle son emploi, son mode d'administration : la dose maxima varie pour lui de 3 à 6 grammes après avoir au préalable tâté la tolérance du sujet par des doses progressivement croissantes.

Cet aperçu des connaissances et idées de Ricord sur l'iodisme est toujours vrai aujourd'hui, nous n'en savons pas beaucoup plus que lui et pourtant les discussions n'ont pas fait défaut.

En Suisse, l'action pathogénique de la médication iodurée fut envisagée comme nous le verrons par la suite à un autre point de vue. Nous analyserons dans ses détails l'erreur dans laquelle tombèrent des esprits de grande valeur tels que Coindet fils et Rilliet.

Coindet père, l'inventeur de l'Iodothérapie appliquée au goître avait reconnu l'action toxique de son remède pris à haute dose.

Coindet fils démontra en 1829 que l'iodure exerçait aussi à petites doses une action toxique. Des faits s'ajoutèrent à ceux par lui recueillis, faits rapportés par Bizot et Marc d'Espine. Rilliet citait en 1852, trois cas dans lesquels les accidents s'étaient manifestés consécutivement à l'usage du sel ioduré alimentaire et d'une eau minérale iodurée.

Marc d'Espine établit le danger des toutes petites doses longtemps continuées, et l'innocuité des doses moyennes de courte durée.

En France, Cullerier décrivait l'action atrophique de l'iode sur les mamelles et les testicules, tandis que Boinet refusait toute action toxique au médicament.

Deux mémoires, l'un de Boinet, l'autre de Rilliet (de Genève) furent offerts à l'examen de l'Académie de Médecine et amenèrent une longue série de discussions.

Boinet proclamait que l'iode n'était pas seulement un médicament, mais un aliment indispensable. L'iode, contenu dans l'air, dans l'eau, dans les aliments, active toutes les fonctions et donne force et santé; d'où le précepte de faire entrer l'iode dans l'alimentation en combinaison avec les produits organiques. Là où manque l'iode, on observe toutes les maladies qui dépendent de la débilité générale, le goître, le cretinisme, la scrofule, la phtisie, les constitutions faibles et lymphatiques. Il combat l'opinion des auteurs qui admettent que l'iode en usage prolongé provoque de l'amaigrissement, de l'atrophie de certains organes. Quant à ses effets fâcheux ils sont dus à une mauvaise administration. Il faut l'employer sous forme d'une préparation qui le rende soluble afin d'éviter son action irritante sur l'estomac.

Rilliet de son côté faisait la contre partie de cette thèse, il admettait, comme tous d'ailleurs, l'intoxication suraiguë provoquée par ingestion d'iode à haute dose et sous forme de teinture par exemple. D'autre part, il admettait aussi l'existence des accidents imputables aux préparations iodurées, accidents tels que Ricord les avait décrits dès 1842 ; mais pour lui, il existait une troisième forme d'intoxication, celle qui fait l'objet de son mémoire, décrite déjà par Coindet fils sous le nom de saturation iodique, affection constitutionnelle, cachexie iodique, iodisme constitutionnel.

Dans l'iodisme constitutionnel, la dose, le mode d'administration ne jouent qu'un rôle secondaire, l'iode produit un empoisonnement spécial qui se manifeste surtout quand il est donné à petites doses. Il rapporte six, sept cas rangés en cinq catégories de faits. Qu'il nous suffise de dire que l'iode avait produit cet effet toxique à la dose de deux milligrammes à un centigramme, sous forme d'iodure de potassium, consécutivement à l'usage de sel de cuisine additionné de 1/10,000 d'iodure de potassium, des eaux minérales iodées de Willdegg, Saxon, Challes, Pougnes, Selters. Un malade aurait présenté de l'iodisme après un séjour au bord de la mer.

Rilliet qui a observé en Suisse explique ces faits par la non accoutumance de ses compatriotes à l'iode, par une idiosyncrasie spéciale qui les rend susceptibles au point de les empoisonner avec d'aussi faibles doses, au point de les guérir de leur goître en un mois avec 0,07 à 0,10 d'iodure par jour. Chatin aurait démontré l'absence absolue d'iode dans l'air et l'eau de son pays et Rilliet se rencontrant en cela avec Boinet attribue à ce fait la fréquence au goître.

Quoiqu'il en soit, Rilliet décrivait l'iodisme constitutionnel sous la forme clinique que nous allons esquisser.

On observe tout d'abord de l'aimaigrissement rapide, coïncidant avec un appétit exagéré et des palpitations nerveuses, cet amaigrissement est parfois effrayant, il s'annonce d'abord par l'atrophie du goître, des seins, des testicules, bientôt la maigreur est générale. Le médecin de Genève décrivait des cas légers, des cas moyens, des cas graves, ces derniers s'annonçant comme tels par la brusque diminution de volume du goître.

Dans un mémoire destiné à interpréter ces faits, Trousseau établit un parallèle entre cette affection et le goître exophtalmique ou maladie de Basedow.

Rappelons que Roser dès 1844, Prévost et Libert

niaient l'iodisme constitutionnel pour attribuer les faits observés à la résorption du goître.

Nous aurons terminé cet aperçu historique après avoir cité l'opinion de Hermann de Vienne (1861) qui, reprenant une proposition formulée par Rodet en 1847, nia l'iodisme sous toutes ses formes pour le rattacher à l'hydrargyrisme, le malade ayant été soumis antérieurement au traitement mercurial.

Depuis cette époque jusqu'à nos jours les auteurs abandonnent le terrain des hypothèses pour observer simplement les faits, c'est une vue d'ensemble de ces observations que nous nous proposons d'établir.

Pathogénie de l'intolérance iodique

La question de la pathogénie des accidents n'est pas élucidée : quelques jalons sont posés relativement au médicament, et à son mode d'emploi, au malade et à ses aptitudes innées ou acquises.

Relativement au *médicament* on a souvent mis en avant la question de la dose, mais on a vu des malades prendre 40, 50 grammes d'iodure sans accidents, d'autres, citons le cas de Barthey, auraient eu des accidents très graves avec 10 centigrammes d'iodure en 60 pilules. Un fait subsiste, observé depuis longtemps, on voit plus aisément se produire de l'intolérance avec de petites doses qu'avec de fortes doses.

C. Pillizzari admet pour l'expliquer que l'iodure pris à petites doses s'accumule dans l'organisme parce qu'il n'est pas suffisant pour faire entrer en jeu l'émonctoire rénal. Pour d'autres, l'iodure pris à une certaine dose variable pour chaque individu se combinerait avec certains corps organiques, pour constituer des composés toxiques insolubles sauf par un excès d'iodure alcalin.

Au point de vue de la durée du traitement, les uns ont des accidents quelques heures après la première

ingestion, d'autres plusieurs jours, plusieurs
semaines après.

Le malade qui fait l'objet de l'observation I eut son
éruption après deux mois de traitement iodo-potassique à 8 grammes par jour ; dans l'observation II
après quinze jours à 6 grammes ; dans l'observation III après six semaines à 2 grammes d'iodure de
sodium, le malade ayant interrompu son traitement
pendant huit jours ; dans l'observation IV après un
mois d'iodure de potassium à 2 grammes : dans l'observation V après un jour à 4 grammes ; dans l'observation VI douze heures après la première cuillerée
de la solution d'iodure de sodium à 1 gramme.

De tous ces faits et de ceux déjà analysés par les
auteurs il résulte que l'on peut observer diverses
catégories d'intolérances vis-à-vis des iodiques.

Il y a une intolérance innée parfois absolue : quels
que soient la dose, la forme du remède et le moment
de la médication, le traitement doit être suspendu en
raison de la gravité et de l'intensité des phénomènes
observés. (Observ. VI).

Dans d'autres cas, des accidents plus ou moins
graves survenus au début de la médication cessent
malgré la continuation du traitement auquel la malade
s'accoutume rapidement. (Observ. II et V).

Enfin il est une intolérance acquise et consécutive
à des états morbides mal définis ; l'observation IV est
bien concluante à cet égard ; il s'agit d'un malade
déjà soumis antérieurement au traitement ioduré
sans accidents ; il y est soumis de nouveau et présente

une éruption bulleuse intense au trentième jour d'une médication à 2 grammes par jour, éruption dont nous ne pouvons nous expliquer l'éclosion que par l'albuminurie de 50 centigrammes par litre qu'il présentait, cela sans autre phénomène de brightisme.

Faut-il incriminer l'emploi d'une mauvaise préparation et, avec Leroy et Mialhe, voir dans l'iodate de potasse la cause de bien des intolérances? Nous avons cru un moment devoir retrouver cette étiologie dans les quatre cas que nous avons observés simultanément dans le service de M. le docteur du Castel, mais l'examen du médicament n'a révélé aucune trace d'impuretés et les autres services de Saint-Louis, dont les médicaments ont la même provenance, n'en présentaient un cas.

Le mode d'administration de l'iodure n'est pas sans intérêt, la teinture d'iode dans l'eau sans addition d'iodure est susceptible de laisser déposer sur la muqueuse gastrique des parcelles d'iode capables de produire toute une série de lésions. Une solution concentrée d'iodure de potassium exerce une violente irritation sur l'estomac et l'intestin. Enfin M. Besnier a démontré qu'il n'était pas indifférent d'administrer l'iodure par voie digestive ou par voie hypodermique: chez une malade qui présentait de l'urticaire, après injection de 1,50 grammes du médicament, il peut administrer, par voie hypodermique, la même dose, sans observer d'éruption. Dans d'autres cas, des accidents sont survenus après administration par voie hypodermique, de sorte qu'il n'est possible d'attribuer l'intolérance iodique à une seule action réflexe partie du tube digestif.

De même, la constatation d'une albuminerie, fut-elle de 50 centigrammes, ne peut expliquer l'intolérance d'un malade. Nous nous sommes demandé, dans quelle mesure, une albuminerie légère, moyenne ou intense peut être l'indice d'une élimination vicieuse du médicament? Nous avons consulté à ce sujet la thèse de Chauvet (Paris 1877) L'auteur étudie l'élimination de divers médicaments et en particulier de l'iodure de potassium. Pour ce dernier, il administre 2 grammes d'iodure à des sujets sains, l'élimination s'effectue en 48 heures, au bout desquelles toute trace de médicament a disparu dans les urines. Si la dose est répétée, l'élimination se prolonge pendant 24 à 48 heures. Chez des gens affectés de lésions rénales (5 cas) on voit l'élimination durer 4 jours, 5 jours, 7 jours, 12 jours. L'élimination est donc plus longue chez ces sujets, néanmoins elle s'effectue sans accidents d'intolérance chez ces malades. Comment expliquer après cela par le seul fait d'une albuminurie plus ou moins intense et souvent non accompagnée de brightisme l'intolérance iodique? Nous ne pouvons lui attribuer qu'un rôle de cause adjuvante, en ce sens que l'élimination étant ralentie et l'intolérance, d'où qu'elle vienne, se manifestant, la suspension du traitement ne soustrait pas en 48 heures le malade dont les reins sont touchés, à l'action nocive de l'iodure mais pendant 4 jours, 5 jours, 7 jours, 12 jours encore, et plus peut-être, suivant l'étendue de ses lésions rénales, il continuera à être sous l'influence de l'iodure, et ses lésions seront susceptibles de revêtir une intensité particulière au point que leur réparation exigera non pas 8 à 15 jours comme c'est la règle, mais 2 mois et plus (Obser IV).

On admet aujourd'hui que la circonstance de la syphilis, traitée ou non, contribue pour beaucoup à faire tolérer les iodiques, c'était déjà l'opinion de Ricord. Jullien exprime le même avis dans son traité des « maladies vénériennes » l'expérience prouve en effet, dit-il, que chez les individus indemnes de ce « virus les phénomènes d'intoxication sont beaucoup « plus à redouter. De même un contrepoison peut « incommoder ou même tuer quand l'organisme n'est « pas sous l'influence du poison qu'il est destiné à « combattre... » Nous ferons remarquer que quatre de nos malades sont des syphilitiques. Chez l'une il s'agit de syphilis ignorée et conséquemment jamais traitée, elle est prise d'un œdème diffus des paupières, un jour après l'injection de 4 grammes, elle s'accoutume facilement au traitement et, bien qu'il fut poursuivi, son œdème disparaît. Un autre vieux syphilitique fut traité pendant neuf mois au début et quand il eut des accidents ; au bout d'un mois de traitement à 2 grammes, éruption bulleuse, tendance végétante et ulcéreuse des lésions qui se réparent en trois mois. Le troisième s'est soigné pendant très peu de temps au début, il entre pour des lésions ulcéreuses du nez qui témoignent bien de l'activité de son virus, au bout de deux mois de traitement à

8 grammes d'iodure de potassium par jour, Acné anthracoïde géante de la face qui se répare en deux mois.

Nous ne faisons que signaler ces faits sans conclure : une conclusion en cette matière exigeant l'appui d'une longue expérience personnelle.

D'après l'opinion déjà vieille de Boinet, les manifestations des accidents ioduriques présentent une physionomie spéciale : un individu de tempérament sanguin aurait une forme congestive, la fluxion se manifestant sur les muqueuses et la peau; la fluxion pourra exagérer une phlegmonie siégeant sur un de ses organes de prédilection. Des hémorrhagies aciennes pourront se montrer si une maladie générale a apauvri le sang. Chez un individu cachectique, anémique, les accidents porteront sur les centres nerveux, et des troubles variés des sensibilités spéciales seront l'accident le plus fréquent. Chez un bilieux, prédisposé aux inflammations des voies digestives, l'iode pourra agraver les accidents, provoquer l'amaigrissement, le dépérissement.

A ce point de vue et dans un sens strictement restreint à notre cadre dermatologique, notre maître, M. le docteur du Castel, attira notre attention sur la forme éruptive du malade de l'observation IV. Le terrain syphilitique semblait imprimer à ses lésions un cachet spécial, son éruption bulleuse se couvrit des plus belles croûtes ostréacées que l'on pût voir; abstraction faite de la coloration jaune de ces croûtes et de leur bordure érythémateuse, la confusion était fatale. Certains éléments dépourvus de ces caractères différentiels faisaient penser à la transformation *in-situ* de l'éruption. Actuellement le diagnostic rétrospectif du malade est matériellement impossible et par la pigmentation, et par les cicatrices à contours polycycliques dentelés que l'éruption iodique a laissées comme traces indélébiles.

Dans un autre ordre d'idées, ce n'est pas seulement le terrain sur lequel se greffe l'éruption, qui est susceptible d'exercer une influence sur celle-ci, il y a une idiosyncrasie spéciale à chaque malade, en vertu de laquelle il reproduira toujours la même éruption sous l'influence de l'iodure.

M. Hallopeau a attiré l'attention sur ces faits en présentant à la Société de dermatologie un sujet qui, à chaque dose d'iodure offrait une éruption bulleuse s'ulcérant, végétant et déterminant des cicatrices atrophiques. Chez ce malade, l'application d'un vésicatoire provoqua une dermite bulleuse qui n'eût pour résultats, ni cicatrices, ni végétations, telles qu'elles avaient été observées dans le processus des bulles iodiques.

Enfin il est reconnu qu'un sujet intolérant pour une préparation iodique ne l'est pas forcément pour les autres, et les accidents peuvent varier suivant la nature de la préparation.

Etude clinique des manifestations cutanées de l'intolérance iodique

Les manifestations cutanées de l'intolérance iodique présentent pour certaines formes un caractère de netteté tel que l'examen de la lésion d'une part, et la connaissance de la cause probable d'autre part, entraînent facilement le diagnostic, je veux parler du purpura iodique de M. le professeur Fournier et de l'acné anthracoïde de M. Besnier.

Mais à côté de ces formes d'une netteté parfaite il en est d'autres, dont la parenté objective est indéniable avec d'autres éruptions, je veux parler de ces érythèmes papuleux, ortiés, vésiculeux, bulleux, dont l'analogie est grande, au point de vue élémentaire, comme parfois du reste au point de vue topographique, avec cet érythème décrit par Hébra sous le nom d'érythème exsudatif multiforme dans lequel on retrouve la gamme tout entière de ces lésions. Ajoutons à cela que certains malades plus directement justiciables de l'iodure de par leur diathèse arthritique ou syphilitique, peuvent présenter sur leur tégument des lésions telles que leur diagnostic est parfois très difficile et le médecin est susceptible d'hésiter quand il devra les attribuer à la maladie qu'il soigne ou au remède qu'il a donné.

Nous diviserons donc notre sujet en deux chapitres.

CHAPITRE PREMIER

DES ÉRUPTIONS IODIQUES DANS LEURS FORMES SIMPLES.

L'iodure dans ses manifestations cutanées est soumis à certaines lois. Il est courant de voir les gens soumis pour la première fois à ce traitement être pris d'une sorte de grippe très fugace, pour me servir de l'expression de M. le professeur Fournier, qui se dissipe rapidement malgré la continuation du médicament, malaise avec coryza, larmoiement, tension dans les sinus frontaux, sécheresse de la gorge, douleurs vagues dans les glandes salivaires.

L'action toxique peut entraîner des phénomènes plus intenses, frappant tel ou tel appareil suivant le sujet observé : chacun manifeste son intolérance à sa manière. Comme l'a observé M. Besnier la même éruption cutanée peut être due chez le même malade à des substances différentes, et des éruptions dissemblables déterminées chez des malades divers par la même substance.

L'iodisme s'étant manifesté par une éruption cutanée déterminée. se reproduit sous la même forme à une nouvelle prise du médicament. Nous citerons comme exemple ce malade que nous venons d'observer à la consultation de M. du Castel. Cet homme, ancien syphilitique, nous raconta qu'il y a six semaines, il prit de l'iodure de potassium pendant quinze jours, au huitième jour, il fait une éruption qu'il dit avoir été analogue à celle qui l'amène ; son éruption s'éteint malgré la continuation au traitement. Il reprend de l'iodure, après l'avoir suspendu pendant quinze jours, nouvelle éruption du huitième jour. L'iodure chez ce malade comme chez beaucoup d'autres se manifeste avec une précision en quelque sorte mathématique dans sa date d'apparition et probablement dans sa forme.

L'iodure de potassium est de tous les iodiques le plus apte à intéresser la peau, l'iode et l'iodoforme sont moins nocifs. On peut consulter à ce sujet la statistique de Cuttler qui, sur 77 cas d'accidents dus à l'iodoforme par intoxication générale, ne vit que cinq éruptions cutanées.

Dès 1842 Ricord avait établi que dans l'intolérance iodique on pouvait noter toutes les formes éruptives, mais toutes les éruptions ne se voient pas avec une égale fréquence, beaucoup de gens présentent l'acné iodique.

Acné iodique et acné anthracoïde de Besnier

On a contesté la nature acnéique de l'élément qui constitue la première de ces éruptions. Duckworth a vu l'acné iodique se développer sur un tissu cicatriciel, Adamkiewicz a constaté le fréquence spéciale de ces éléments dans les régions riches en glandes sudoripares, Hébra a nié la présence de comédons dans ces mêmes éléments. de sorte que, à proprement parler, il ne s'agit pas ici d'acné, mais d'une éruption papulo-pustuleuse dont les caractères sont bien connus.

Sur une base rouge vif, on observe un petit élément cônique, présentant un sommet purulent; M. le professeur Fournier a attiré l'attention sur ce fait qu'une tendance hémorrhagique peut être observée et T. Fox qu'un cercle de petites vésicules peut entourer l'élément.

L'éruption éteinte ne laisse aucune trace, ni cicatrices, ni pigmentations, comme l'a fait remarquer Kaposi.

Au point de vue de la localisation, la face est prise a première, les épaules sont envahies et parfois toute la surface du corps.

Adamkiewicz aurait retrouvé de l'iode dans les éléments, fait nié par Hyde.

Cette éruption ne s'observe qu'après l'usage interne de l'iodure de potassium. Toutefois elle aurait été observée par Rose Wilm consécutivement à l'injection intra-kystique de teinture d'iode iodurée et par Kapozi après usage interne de l'iodure de sodium.

A côté de cette forme d'acné iodique il faut ranger l'acné anthracoïde géante de M. Besnier dont nous citons l'observation classique.

Acné anthracoïde iodo-potassique

(Observation de E. Besnier).

« Il s'agit dans ce cas d'un monsieur âgé de 40 ans
« venu à ma consultation particulière dans l'été de
« 1880 pour une de ces desquamations tenaces de la
« paume de la main.

« Antécédents spécifiques — médication iodo-po-
« tassique 2 grammes par jour. »

« Au bout d'une semaine le malade revint, la face
« et le haut du thorax, couverts de tumeurs variant
« du volume d'un pois ordinaire à celui d'un pois
« chiche, d'un rouge cuivré, mollasses presque fon-
« gueuses et présentant des lacunes ponctuées ana-
« logues à celles du furoncle anthracoïde, mais sans
« qu'il fut possible d'exprimer le contenu par la pres-
« sion, et sans que la pression en fit sortir autre
« chose que du sang. Cette éruption causait au ma-
« lade des douleurs et des brûlures assez vives, mais
« elle n'avait pas été accompagnée d'altération ma-
« nifeste de la santé générale... »

« ..... la suppression immédiate du médicament,
« l'application de glycérolé de tannin amenèrent
« l'arrêt de l'éruption d'abord, puis son affaissement

« au bout de deux semaines environ. A ce moment
« les tumeurs étaient presque aplanies quelques-
« unes présentaient même au lieu de la saillie. une
« macule brunâtre avec dépression cicatricielle. »

M. Besnier déclare ensuite ne pouvoir comparer
celte étrange éruption « qu'à ces formes d'éruptions
« bromo-potassiques telles qu'on les observe parfois
« sur des épileptiques saturés de bromure de potas-
« sium. Dans ce dernier cas, les tumeurs anthra-
« coïdes peuvent acquérir un volume beaucoup plus
« considérable, constituer même de vastes anthrax
« sur le tronc, mais jamais le bromure de potas-
« sium à petites doses, ni à brève échéance, ne pro-
« duit une telle éruption. »

Nous avons rattaché à cette forme le malade qui
fait l'objet de l'observation suivante :

OBSERVATION I

ACNÉ ANTHRACOIDE GÉANTE IODO-POTASSIQUE.
(Observation personnelle.)

Louis R..., 42 ans, salle Bichat, n° 20.

A. P. fièvre typhoïde à 10 ans.

Syphilis et blennorrhagie à 20 ans.

Accidents secondaires pendant trois mois et demi.

N'a jamais suivi de traitement méthodique.

Pneumonie grippale à 40 ans.

Au mois d'avril 94, syphilide ulcéreuse du nez.

État actuel. — Nez infiltré — rouge sombre —

deux ulcérations l'une sur le bord libre de la narine gauche, l'autre sur sa face externe.

Pendant **un mois** le malade fut soumis au traitement mixte dans le service de M. Tenneson.

(Pilules proto-iodure deux par jour. KI 4 grammes par jour pour arriver rapidement à 8 grammes).

Dans le service de M. du Castel il prend de l'iodure de potassium seul, à la dose de 8 grammes depuis **un mois.**

Total. — Deux mois d'iodure à 8 grammes par jour le traitement général est suspendu depuis jours en raison de l'éruption suivante.

Sur le front nombreux éléments d'acné iodique simple. — Sur la joue gauche gros élément du volume d'une cerise rouge violacé entouré d'une large auréole érythémateuse — au sommet de la tumeur trois pertuis donnant issue à un très léger écoulement sero-sanguinolent, pas de croute.

Le malade accuse de la démangeaison, une cuisson légère, il se gratte.

Sur cette même joue gauche large infiltration mal limitée, dure, sensible au toucher, la peau qui la recouvre est rosée.

A droite, sur le nez, gros élément rouge, violacé comme le précédent, creusé de pertuis, recouvert d'une croute brune, douloureux à la pression. mou, fluctuant.

Traitement. — Emplâtre rouge.

Urines. — (Le traitement est suspendu depuis 8 jours).

Albuminerie légère.

Pas de sucre.

Plus d'iode.

15 jours plus tard. — Les éléments décrits plus haut restent stationnaires.

Traitement : 2 pil. protoiodure par jour.

3 mois plus tard. — Le gros élément de la joue gauche s'est affaissé il a une teinte rosée, ses pertuis sont toujours béants et donnent issue à un liquide séreux.

De même pour l'élément siégeant sur le nez à droite.

Plus trace d'infiltration de la joue.

Traitement local : Emplâtre rouge.

8 jours plus tard. — Le processus de guérison, de ses lésions spécifiques et ioduriques, s'accentue de jour en jour.

Après la description de M. E. Besnier que nous avons citée in extenso il est inutile d'insister davantage sur les caractères de cette acné anthracoïde, elle concorde avec ce que nous avons observé. Notons toutefois que chez le malade de M. Besnier l'éruption est survenue dès le début du traitement, et elle était entièrement constituée au huitième jour. Son malade prenait deux grammes d'iodure, et l'éruption avait disparu au quinzième jour de la suspension du traitement.

Chez notre malade, nous voyons une éruption qui concorde point par point avec la description donnée,

par M. Besnier, mais contrairement à ce qu'il a observé dans son cas, il ne s'agit pas ici d'une intolérance iodique vulgaire. Pendant deux mois, il a bien
supporté le traitement à la dose quotidienne de
8 grammes et, à ce point de vue, il semble avoir
fait une acné anthracoïde de saturation, comme
les épileptiques saturés de bromure de potassium
dont parle M. E. Besnier. D'autre part, notre malade
mit trois mois à réparer ses lésions, ce n'est pas
ainsi qu'évolue une éruption iodique après suspension du traitement, et, à ce point de vue, nous nous
sommes demandé si la circonstance du traitement
général qui fut repris au quinzième jour avec le pro-
toïodure d'hydrargye n'a pas été la cause du retard
apporté dans le processus réparateur de ses lésions.
Notre Maître a dû passer outre et agir en raison des
lésions spécifiques, en raison de la lenteur initiale
de la réparation qui trois semaines après la poussée
éruptive, et malgré la suspension absolue de tout
traitement n'avait fait aucun progrès ni dans un sens
ni dans l'autre. Il nous sera peut être objecté qu'il
est difficile d'admettre un diagnostic d'éruption
iodique en pareille occurence, mais quel diagnostic
faut-il poser en présence d'une tumeur indolore de la
peau, rouge foncé, fluctuante, creusée de pertuis,
non suppurative ou très peu, dont l'expression ne
donne issue à aucun bourbillon, qui dure trois mois
sans changer d'aspect, et dont l'incision n'eût donné
issue qu'à du sang. Evidemment il s'agit d'une éruption iodique, d'un cas d'intolérance par saturation et

Trouchaud

il nous sera permis d'attribuer une gravité spéciale,
en raison de leur longue durée. aux manifestations
de cette intolérance spéciale.

Au point de vue pratique il est donc indiqué dans
la mesure du possible de soumettre les malades à
des alternatives de traitement et de repos.

Au point de vue théorique, nous ne sommes pas en
mesure de définir ce mot saturation iodique. Nous ne
pouvons y apporter que l'appoint de ces deux faits.
Notre malade présentait une légère albuminurie, et
l'iode avait disparu des urines au huitième jour de
l'éruption, époque à laquelle il nous fût donné de
l'observer.

Purpura iodique

« J'ai vu plusieurs fois l'iodure de potassium donner
« lieu à une véritable pourpre hémorrhagique. Chez un
« Monsieur surtout, auquel j'ai donné récemment
« des soins, à trois reprises différentes, le médica-
« ment, après une quinzaine de jours d'administration,
« a déterminé sur les jambes une véritable maladie
« tachetée de Werlhof. Ricord. *Bulletin général de
thérapeutique* t. XXIII, p. 162.

Cette éruption Ricord la déclare sans gravité.

M. le professeur Fournier caractérise ainsi l'éruption :
« ...production de petites tâches sanguines, miliaires,
« non prurigineuses, évoluant à la façon du purpura
« et méritant, si je ne me trompe, la dénomination
« de purpura iodique. »

M. Fournier a observé cette éruption consécutivement à l'usage de l'iodure de potassium, et il justifie
son diagnostic de purpura iodique par les faits
suivants.

« Dans tous les cas observés l'explosion du pur-
« pura s'est faite invariablement peu de jours après
« le début du traitement ioduré, de un à trois jours
« le plus souvent, parfois de trois à six jours, en
« d'autres termes c'est toujours à très bref délai que

« l'éruption suit l'administration du médicament. »

« Chez quelques-uns de nos malades, la même
« éruption purpurique s'est produite plusieurs fois à
« chaque administration nouvelle de l'iodure. En
« trois cas même, elle s'est produite toutes les fois
« qu'on revenait à l'usage de ce médicament. »

Enfin M. Fournier ajoute que en cours du traitement, l'élévation de la dose a été l'occasion d'une
nouvelle poussée.

A l'exception d'un cas sur quinze, l'éruption s'est
produite au même siège et en un même siège exclusif,
à savoir sur les jambes. Une seule fois, elle occupait
le tronc et, dans ce cas, les jambes sont restées
indemnes.

Le purpura iodique occupe exactement les trois
cinquièmes moyens de la hauteur des jambes, ses
éléments sont plus confluents en avant qu'en arrière,
jamais il ne s'étend sur le dos du pied, jamais il ne
dépasse les limites du genou.

Les tâches sont en petit nombre ; dans les cas
moyens on compte cinquante à soixante éléments et
les poussées suivantes qui accompagnent l'accrois-
sement de la dose sont plus discrètes encore, on ne
compte pas plus de douze à vingt éléments ; l'éruption
est miliaire, chaque élément a l'étendue d'un grain
de blé, d'une lentille, il est arrondi, rarement
ovalaire, irrégulier ou à contours déchiquetés. Il
n'est pas surélevé et ne subit aucun effacement sous
la pression du doigt.

En deux ou trois jours, l'éruption se complète,

puis elle passe du rouge sang, au rouge sombre, au rouge jaunâtre, au ton fauve.

Quand les poussées éruptives sont subintrantes, on distingue les derniers éléments venus à leur coloration rouge vif qui contraste avec les couleurs flétries des plus anciens.

Au point de vue étiologique, les quinze cas de l'auteur se rapportent à des sujets d'une santé florissante ou moyenne, chez aucun on ne relève une tendance hémorrhagique antérieure, et leur syphilis avait été bénigne. La dose du médicament avait été de 1 gramme, « l'iodure agit plus ici par sa qualité d'iodure que par sa quantité », dit M. Fournier qui attribue ces faits à une prédisposition individuelle, à une idiosyncrasie native.

Nous nous sommes étendus largement sur ce purpura, car il constitue une des manifestions bien nettes de l'iodisme qui ne saurait plus être méconnue, il n'en est pas de même des érythèmes dont nous allons aborder l'étude.

CHAPITRE II

DES ÉRUPTIONS IODIQUES DANS LEURS FORMES COMPLEXES

Érythèmes

On a signalé l'érythème simple, à la suite de l'ingestion d'iodure de potassium, d'iodure de fer, d'iodure de sodium, et même d'iodoforme. Ce sont des tâches isolées ou confluentes, siégeant aux avant-bras et aux cuisses, quelquefois aussi à la face et au cou. Ces tâches ont une coloration qui varie du rose au rouge intense, et leur apparition coïncide parfois avec une ascension thermique constituant un ensemble symptomatique décrit par Mackenzie sous le nom d'érysipèle iodique. Parfois une desquamation scarlatiforme succède à l'éruption. Cet érythème peut être le premier degré d'une éruption papuleuse, ortiée, etc..., constituant un érythème polymorphe.

La forme papuleuse a été décrite par Fischer : ce sont des boutons d'un rouge vif, atteignant parfois le volume d'une lentille ou d'un petit pois, localisés aux parties supérieures du corps : visage, cou, poitrine, dos des mains, parfois distincts, parfois confluents, constituant un véritable érythème polymorphe. L'éruption s'accompagne de démangeaisons très violentes.

La forme ortiée est signalée de loin en loin, citons pour mémoire les faits rapportés par Celso Pellizzari et E. Besnier.

Enfin l'érythème noueux iodique aussi rare que la forme précédente a été signalé par Ricord, Fischer, Besnier, Pellizzari, Talamon, Mauriac et Hallopeau. Il présente une certaine difficulté de différenciation d'avec l'érythème noueux rhumastismal ou arthritique, et les nodosités des syphilitiques décrites par Mauriac.

OBSERVATION II
(Personnelle).

Marie V..., domestique 64 ans, salle Biett n° 6. Entrée à Saint-Louis, il y a 6 mois, pour un épithelioma du nez siégeant sur la narine droite.

Il y a 8 ans fluxion de poitrine.

Pas d'antécédents spécifiques connus.

Soumise à l'iodure de potassium (6 grammes par jour).

Au quinzième jour, l'attention de la malade est appelée du côté de sa peau par une sensation bizarre qu'elle ne peut définir — sensation non douloureuse — non prurigineuse — spéciale — elle remarque la présence d'une éruption. Cette éruption s'étend.

Membres inférieurs. — Les jambes, les cuisses, le bas ventre, les aines, prédominance de l'éruption en avant et à la face interne des cuisses, éruption constituée par des papules très légèrement surélevées — petites (grain de blé), irrégulières, crénelées, anastamonées entre elles, rouge violacé, ne disparaissant pas à la pression (je veux parler de leur coloration), présentant les caractères dominants d'un purpura qui serait surélevé.

Membres supérieurs. — Éruption discrète. Rares éléments siégeant sur les avant-bras et le dos des mains, points saillants œdémateux rouges aujourd'hui (tendance à devenir violacés demain).

Enfin nous trouvons un nodule sous-cutané, siégeant à la partie inférieure du bras droit (face externe), nodule gros comme une cerise, mobile sous la peau, mobile sur l'aponévrose, dur et douloureux à la pression. La peau qui le recouvre est rosée.

Urines. — Albuminurie très légère.

Pas de sucre.

Iode.

Le traitement n'est pas suspendu l'éruption s'efface en huit jours.

A quel type rattacher cette malade ? Peut-on la rapprocher des purpuriques de M. Fournier ? Non, sa tendance hémorrhagique est spéciale ; il ne s'agit pas ici de macules purpuriques, mais de papules purpuriques. Nous avons vu que son éruption s'étend aux membres inférieurs et remonte presque jusqu'à

l'ombilic. Rien de semblable dans le purpura iodique :
Il ne s'agit pas ici de cinquante à soixante éléments,
c'est une éruption cohérente qui de plus s'étend aux
membres inférieurs. Nous avons vu la tendance
hémorrhagique des éléments qui siègent au membres supérieurs, éléments franchement œdémateux
au début et sa nodosité sous-cutanée donne à son
éruption un caractère bien accusé de polymorphisme.
C'est un érythème purpurique — œdémateux —
noueux. Elle résume à elle seule trois formes de l'iodisme de la peau dont la moins intéressante n'est
pas la dernière.

Nodosités sous-cutanées

Nous avons décrit dans notre observation II la nodosité que présentait notre malade, nodosité manifestement iodique. C'était une tumeur siégeant au bras, tumeur sous-cutanée de la grosseur d'une cerise mobile sous la peau et sur l'aponèvrose, non accompagnée d'ecchymose de la peau. Aussi dans ce cas particulier, le diagnostic est-il facile. Mais il n'en est pas toujours ainsi et il nous faut le différencier des érythèmes noueux survenant sous l'influence de la diathèse arthritrique, du rhumatisme, et de ces nodosités décrites par Mauriac sous le nom d'arythème noueux syphilitique à l'existence desquelles Barthelémy et Balzer ne croient pas.

Tout d'abord les nodosités iodiques peuvent être confondues avec les *nodosités cutanées et sous-cutanés éphémères*.

Cette manifestation de l'arthristisme, se trouve décrite dans la thèse d'agrégation de M. Chauffard d'après les observations de Féréol.

Ces nodosités affectent le front, le cuir chevelu et apparaissent brusquement après une période de migraine, leur durée est de 12 à 24 heures, 36 heures au plus. Il peut se produire des poussées successives à des intervalles plus ou moins réguliers.

Leurs caractères sont les suivants: tumeurs faisant une légère saillie à la surface de la peau, sans changement de coloration de cette dernière, indolores : à la pression. Leur consistance est ferme, leur forme arrondie ou allongée. Elles adhèrent en général à la peau, se déplaçant avec elle, et sont mobiles sur l'aponévrose. Parfois, mais rarement, elles siègent exclusivement dans le tissu cellulaire sous-cutané et alors elles ne se reconnaissent qu'à la palpation, ou bien elles affectent des adhérences avec le périoite.

Les nodosités sous-cutanés rhumatismales durables s'observent dans le cours d'une affulion rhumatismale bien franche, rhumatisme aigu ou subaigu. M. le professeur Jaccoud cité par Chauffard les décrit ainsi? ... « indurations aplaties ou sphériques bien « limitées, du volume d'un pois ou d'une noisette; « elles sont en nombre variable et elles peuvent siéger « assez loin des jointures, les nodosités n'apparais- « sent pas à simple vue il faut les chercher par la « palpation, elles donnent à la main les mêmes « sensations que la saillie de l'érythème noueux; « elles n'en diffèrent vraiment que par le volume . « moindre et l'absence de rougeur. »

Ajoutons à cela que leur marche indolente, leur consistance dure, fibroïde, leur durée variable de quelques jours à deux ou trois mois, leur nombre variable de un à cinquante ou soixante éléments, leur donnent des caractères spéciaux. Enfin elles affectent des relations plus ou moins étroites avec les aponévroses, les gaînes tendineuses, voire même le périoste, rarement elles sont libres dans le tissu cellulaire sous-cutané.

Les deux affections dont nous venons de donner un aperçu pourront donc se différencier de la nodosité iodique par la nature des lésions, leur marche, les circonstances après lesquelles ou au milieu desquelles elles auront évolué, migraine d'une part, rhumatisme aigu ou subaigu de l'autre.

Quant au diagnostic différentiel d'avec *l'érythème noueux ordinaire*, la nodosité iodique diffère de celui-ci par deux grands caractères : absence de localisa-tion exclusive à la face antérieure des jambes, ab-sence d'ecchymoses au moment de la disparition des nouures.

Mauriac dans son Traité des maladies vénériennes décrit ainsi l'érythème noueux syphilitique :

Tumeurs habituellement ovoïdes ou par plaques irrégulières, occupant séparément ou simultanément le derme et l'hypoderme. Volume variable, de celui d'une noisette à celui d'une galette sous-dermique de 3 à 4 cent. de diamètre. Il en est qui, affectant une ressemblance parfaite avec l'érythème noueux ordi-naire, paraissent comme infiltrées dans l'épaisseur du derme, affectant les jambes, les avant-bras, leur couleur est rosée à la périphérie, rouge sombre, violacée, ecchymotique au centre. Enfin cet érythème s'accompagne de phénomènes fébriles et d'embarras gastrique.

M. Mauriac différencie ces nodules de par leur évolution qui s'effectue du derme vers l'hypoderme par un processus de résorption de leur atmosphère œdémateuse. Il insiste sur ce fait que la tumeur érythémateuse syphilitique est en général deux ou trois fois plus étendue dans tous les sens, que la tache rouge vif, violacée, ecchymotique de la peau. D'autre part s'il en est qui évoluent de la peau vers le tissu cellulaire sous-cutané, d'autres évoluent du tissu cellulaire vers la peau. Enfin, quelle que soit la violence des phénomènes inflammatoires, il ne se produit jamais de désorganisation des tissus envahis, signe qui différencie cette lésion de la gomme.

M. Mauriac préconise l'iodure de potassium contre cette affection ou plutôt le traitement mixte.

Nous avons longuement insisté sur les caractères spéciaux de ces diverses nodosités à seule fin de ne pas confondre la nodosité iodique avec celles qui sont susceptibles de se montrer en cours de traitement ioduré dirigé contre des manifestations de l'arthritisme, du rhumatisme ou de la syphilis.

A côté de ces formes sèches des éruptions iodiques viennent se placer les formes vésiculeuses et bulleuses.

Le processus vésiculeux est représenté par l'eczéma signalé par Ricord, Boinet, Landrieux, Janowsky, W. Taylor. Il se cantonne à une région déterminée du corps ou se généralise. On le rencontre surtout dans l'intoxication iodoformique.

Sur un fond érythémateux apparaissent rapidement un grand nombre de fines vésicules, l'éruption disparaît dès que la cause est suspendue. Toutefois il est admis que chez certains prédisposés, l'affection survit à sa cause et peut passer à l'état chronique.

Nous rattacherons à ce processus vésiculeux le malade dont l'observation suit, observation recueillie dans le service de M. le professeur Fournier.

OBSERVATION III

G..., peintre en bâtiments, 41 ans, salle Saint-Louis.

A. P. — A 21 ans, blennorrhagie et chancre simple, ce dernier diagnostic fut posé à Saint-Louis dans le service de M. Fournier.

Travaille depuis 1878 dans la peinture sans avoir jamais eu de coliques de plomb, ni d'antécédents d'aucune sorte.

Dans ces derniers temps, influenza suivi de malaises vagues. On lui prescrit de l'*iodure de sodium* à la dose de un gramme par jour.

Il en prend pendant trois semaines sans accidents.

Il interrompt son traitement pendant 8 jours.

Reprise du traitement. Au bout de 15 jours, éruption qui l'amène à l'hôpital.

Etat actuel. — Liseré saturnin peu marqué.

Albuminurie légère.

Eruption. — Survenue sans symptômes généraux d'aucune sorte, constituée par un erythème papuleux confluent occupant exactement le front et les tempes suivant en cela l'insertion des cheveux sur une lar . geur de trois travers de doigts. Au niveau des deux fosses temporales, elle remonte jusqu'à la ligne d'insertion du muscle temporal, suivant en cela une distribution exactement symétrique. L'éruption rejoint des deux côtés la commissure externe des paupières et a envahi symétriquement la moitié externe de la paupière supérieure des deux côtés.

C'est un erythème papuleux à éléments confluents d'un rouge foncé. Sur le plateau de chaque élément s'est développée une vésicule dont le contenu est séreux pour certains groupes, sero-sanguinolent pour d'autres, sero-purulent pour d'autres encore.

Traitement. — On suspend l'iodure, le médicament est soumis à l'examen, et il est confirmé qu'il s'agit bien là d'une éruption iodo-sodique.

8 jours plus tard. — Il ne reste plus qu'une surface erythémateuse très légèrement surélevée qui pàlit de jour en jour.

Cette observation est intéressante comme exemple d'intolérance à l'iodure de sodium, d'autre part le malade entre dans la catégorie des intolérances acquises, il avait été soumis en effet trois semaines auparavant à un traitement analogue, et cela sans aucun inconvénient. Quant à la cause de cette intolérance inattendue, il est difficile de l'attribuer à cette albuminurie légère qui fut constatée. Enfin, au point de vue du mode éruptif, notons la symétrie absolue des lésions qui fait penser à première vue à une influence nerveuse, dans la raison de ce mode éruptif. Notons les caractères des éléments qui ne sont autres que de grosses vésicules différentes de celles de l'eczéma de par leur volume, se rapprochant plutôt de celles du zona, abstraction faite des caractères hémorrhagiques et suppuratifs de certains de ces éléments.

Nous avons eu l'occasion d'observer un cas d'éruption bulleuse iodique qui ressortit au cas décrit par M. Hallopeau dans les Annales de dermatologie de mai 1888, et qui semble affecter comme le sien une tendance végétante et ulcéreuse des éléments éruptifs. Voici l'histoire de ce malade.

OBSERVATION IV
(Personnelle).

Jean-Baptiste G..., 56 ans blanchisseur, demeurant à Vanves.

A. P..., fièvre typhoïde à l'âge de 13 ans.

Blennorrhagie à 19 ans.

A 46 ans le malade entre à Saint-Louis pour une ulcération de la lèvre inférieure, il y séjourna pendant neuf mois et fut soigné au protoiodure d'hydrargyre, sortit guéri.

2 mois après, il entre à Bicêtre avec le diagnostic de gomme siégeant à la partie inférieure et postero-interne de la jambe droite.

Trouchaud

Il prit du sirop de Gibert et sortit guéri deux mois après.

Pendant 10 ans, aucun nouvel accident.

Le 26 décembre 1894, il entre à Saint-Louis pour des ulcérations du scrotum et du prépuce qui, au premier aspect, furent diagnostiquées chancres simples et traitées comme tels. (Attouchements à l'alcool phéniqué 1/10, pansement antiseptique).

Une des ulcérations fut rebelle au traitement local et soumise au traitement spécifique par le sirop astringent et l'iodure de potassium (de chaque, deux cuillerées).

Au bout d'un mois de ce traitement éruption présentant les caractères suivants :

Apparition de bulles du volume d'une cerise, entourées d'un large cercle inflammatoire, ces bulles contiennent un liquide séreux qui se trouble peu à peu et devient bientôt comparable à du sagou cuit.

Ces bulles ont pour siège de prédilection les parties supérieures du corps, la face, le cuir chevelu, le cou, les épaules, la poitrine ; une seule siège sur le mollet gauche.

Chaque élément fut bientôt recouvert d'une croûte jaune, composée d'une série de squames superposées, leur donnant l'aspect ostriacé de certaines croûtes syphilitiques.

Au cuir chevelu, la confluence des éléments est telle que les croûtes se touchent formant une sorte d'enduit analogue à celui de l'eczéma impétigineux. Si l'on enlève la croûte de certains éléments l'ulcéra- .

tion sous-jacente se montre affectant une tendance végétante. D'autres éléments sont franchement ulcéreux, entre autres un élément de l'étendue d'une pièce de vingt sous qui siège au milieu du menton.

Le traitement iodo-potassique est suspendu.

Le malade nous dit avoir beaucoup souffert au moment de l'éclosion de cette éruption. Il n'a pas eu de température.

Urines. — Albuminurie de 50 centigrammes par litre.

Pas d'autres signes de néphrite.

Un mois plus tard. — L'éruption s'est arrêtée sous l'influence de la suspension du traitement, aucun nouvel élément ne s'est produit à partir de ce moment.

Toutefois il ne présente pas d'amélioration dans les lésions constituées. Certaines présentent une coloration brunâtre de leur croûte, sans effacement de leur bordure crythémateuse d'autres présentent toujours le même aspect et la croûte enlevée on note que le processus végétant ne s'est guère modifié, non plus que le processus fulcéreux.

Deux mois plus tard. — Les lésions se sont éteintes en grande partie, après un traitement purement local, elles ont laissé une pigmentation brune et pour certains éléments une cicatrice centrale à contours polycycliques dentelés.

Toutefois l'ulcération du menton sur laquelle nous avons appelé plus haut l'attention est toujours aussi profonde et elle résiste à l'épreuve du traitement spécifique par le proto iodure d'hydrargyre que le malade prend depuis quinze jours.

Nous insistons sur les faits suivants : albumineric notable instable, procussus bulleux, tendance végétante et ulcéreuse, amenant, après une longue période de réparation, des cicatrices pour certains éléments ; et il nous sera permis de rapprocher notre malade de celui de M. Hallopeau.

M. Hallopeau dans l'observation qu'il a publiée dans les Annales de dermatologie de mai 1888, nous présente l'histoire d'un malade, ancien syphilitique, véritable iodomane qui exerça la sagacité de nombreux médecins relativement à la nature des éruptions bulleuses qu'il présentait, éruptions jusqu'alors inconnues. Il avait fait jusque-là un abus considérable de l'iodure de potassium, abus dont il était impossible de lui arracher l'aveu. Il entrait dans un service, avouait sa syphilis ancienne, et on était amené à lui prescrire de l'iodure. Le résultat ne se faisait guère attendre, et par sept fois, M. Hallopeau put observer chez lui des éruptions bulleuses affectant les extrémités, le dos des mains, la face, la muqueuse linguale, buccale, conjonctivale. Il eut même une bulle de la cornée qui entraîna un leucome, qui le rendit aveugle et M. Hallopeau semble bien près d'admettre que l'iritis qu'il présenta, l'iritis suivie de synéchies, n'était qu'une des manifestations multiples de son intolérance iodo-potassique.

La forme éruptive était particulièrement intéressante chez lui, et par les végétations multiples que présentaient les lésions, et par leur tendance ulcéreuse suivie de cicatrices, contre lesquelles, le malade fut amené à réclamer le bénéfice d'une autoplastie. M. Hallopeau, dans une interprétation des faits, est amené à établir le diagnostic différentiel de cette éruption, avec le pemphigus végétant de Neumann erreur dans laquelle ses collègues consultés étaient près de verser.

Enfin notons que le malade à chaque prise d'iodure présentait une fièvre intense, des phénomènes généraux graves, de la diarrhée.

Notre malade présente comme celui de M. Hallopeau de l'albuminerie, et, insistons sur ce fait il a été soumis antécédemment au traitement spécifique et très probablement à l'iodure de potassium, à Saint-Louis d'une part, où il resta neuf mois pour s'y guérir de ses premiers accidents spécifiques, à Bicêtre de l'autre, où il entra pour une gomme, tout cela sans accidents. Le traitement ioduré lui est administré pendant un mois en dépit de son albuminurie, et il présente l'éruption bulleuse que nous avons décrite, éruption qui semble proche parente de celle décrite par M. Hallopeau ; mais qui ne s'efface pas en quinze jours, comme il l'a observé, mais en trois mois, et nous voyons encore certains éléments qui ne se sont pas modifiés.

Le diagnostic d'éruption iodique pouvait, être mis en doute, M. le docteur du Castel demanda l'avis de M. Besnier dans le but de confirmer le sien, et M. Besnier, s'appuyant sur la localisation des lésions, leur bordure erythémateuse, la coloration jaune des croûtes, enfin l'arrêt absolu de l'éruption après la suspension du traitement, ne concevait aucun doute à ce sujet, et confirmait le diagnostic de notre maître.

Enfin, un traitement spécifique de quinze jours de durée au protoiodure d'hydragyre a été administré dans le but de hâter la guérison et les éléments réfractaires n'ont pu être modifiés dans leur lenteur évolutive.

Action des iodiques sur les muqueuses

En lisant l'observation de ce malade de M. Hallopeau dont nous avons donné le résumé, on trouve
décrites des bulles siégeant sur la muqueuse linguale, des œdèmes des conjonctives, amenant un
chémosis si considérable que la cornée disparaît
presque au fond d'un conduit dont les parois ne sont
autres que la conjonctive oculaire œdématiée.

Nous avons observé un cas de cet œdème conjonc-
tival que Ricord décrivait déjà sous le nom de catarrhe œdémateux des conjonctives. Voici l'observation de notre malade.

OBSERVATION V
(Personnelle).

Zélie L..., 49 ans, cuisinière.

A. P. Rien dit-elle.

Il y a deux mois et demi mal de gorge qu'elle croit
être banal et elle ne s'en occupe pas.

Un mois plus tard. — Brusquement elle nasonne,
la déglutition devient difficile, les liquides sont rejetés
par le nez.

Examen. — Syphilide ulcéeuse du voile du palais avec destruction de toute la partie médiane du voile.

Elle entre à Saint-Louis **Mercredi** dernier.

Vendredi. — Friction onguent napolitain 4 gr.

K. I. — 4 gr.

Samedi. — Tuméfaction considérable des paupières de l'œil gauche et d'une partie de la joue.

Œdème rouge, la conjonctive oculaire est respectée l'occlusion de l'œil est complète..

Douleurs dans la région sourcillière.

Le traitement n'est pas suspendu.

Huit jours plus tard. — L'œdème a diminué, la malade meut librement la paupière supérieure.

Desquamation funfuracée de la région primitivement envahie par l'œdème.

Urines : léger nuage d'albumine.

Pas de sucre.

Iode.

Notre ami, **M.** le docteur Thomas a bien voulu nous communiquer l'intéressante observation suivante, recueillie dans sa clientèle.

OBSERVATION VI

F..., 40 ans, publiciste.

Cet homme, dont l'état général est bon, contracte la syphilis il y a quatre ans. Il est père de quatre enfants en très bonne santé, nés avant l'infection paternelle.

L'accident primitif resta inconnu. L'infection s'est

manifestée par de la roséole, des plaques muqueuses buccales et anales, de l'alopécie, faits constatés par M. Balzer qui prescrivit des pilules de bi-iodure sans accidents d'aucune sorte.

Au bout d'un an le malade fut pris de céphalées persistantes, du sirop de Gibert lui fut prescrit conjointement à l'iodure de potassium.

Intolérance. — Erythème vésiculeux au niveau des cuisses, des bras. Suppression de l'iodure, disparition rapide et complète des accidents.

Quelque temps après nouvelles plaques muqueuses dans la gorge et sur la langue. Le sirop de Gibert est parfaitement toléré pendant deux mois environ.

Le malade n'eut plus aucun accident jusqu'au mois de mai dernier époque à laquelle il vint consulter M. le Docteur Thomas.

M. Thomas constata la présence d'une exostose très marquée sur la crête tibiale droite, siégeant au 1/3 moyen de la hauteur de cet os. Cette exostose était devenue douloureuse à la suite de marches prolongées que le malade était dans l'obligation de faire.

Traitement. — Vigo loco dolenti.

Dans la connaissance de ce fait que le malade ne tolérait pas l'iodure de potassium M. Thomas lui prescrivit de l'iodure de sodium 15 grammes dans 250 grammes d'excipient et, à raison de une cuillerée à soupe avant chaque repas.

En outre, 2 pilules de protoiodure de 3 cgr. chaque.

Dès le premier jour, le malade s'alite après la deuxième cuillerée, en proie à des maux de tête violents accompagnés de coryza et de pharyngite. La nuit suivante, il a le délire.

Le lendemain M. Thomas constate sur les cuisses, le ventre et la région antérieure des avant-bras une éruption vésiculeuse.

On double la dose d'iodure pensant obtenir comme on l'a dit une sédation complète des accidents.

Au contraire, le malade ayant pris ses 4 grammes d'iodure, M. Thomas est appelé en toute hâte et constate l'état suivant :

Bouffissure de la face, des paupières, du nez, les conjonctives oculaires et palpibrales sont envahies par une rougeur intense. Dyspnée : gêne inspiratrice, gonflement de la muqueuse du pharynx et du voile.

Le lendemain. — La conjonctive gauche n'a pas changé d'aspect et reste toujours rouge. La conjonctive droite est envahie par un œdème considérable, la muqueuse, présentant un semis de phlycténules, encadre la cornée qui tend à disparaître au fond d'une sorte de conduit dont les parois ne sont autres que la conjonctive oculaire atteinte de chimosis œdémateux. Cet œdème est plus considérable vers les parties déclives, à la partie inférieure et de chaque côté de la cornée que vers les parties supérieures. La paupière supérieure bien que œdématiée ne l'est pas au même degré que l'inférieure et surtout ne présente pas ce semis de phlytinules. La paupière inférieure fortement œdématiée est en ectropion.

Dès ce moment, suspension de tout traitement

général. Application de compresses boriquées chaudes sur les yeux.

Tout rentre dans l'ordre en 36 heures.

Après un repos de quelques jours et en raison de l'exostose toujours douloureuse on poursuit le traitement par :

du vigo-loco dolenti ; du sirop de Gibert.

Au bout de 10 jours de ce traitement qui, du reste, fut bien toléré, l'exostose, bien que persistante, n'était plus douloureuse.

Le malade n'a jamais eu d'albuminurie au cours de ces accidents d'intolérance.

Est-il besoin d'insister sur les points saillants de cette observation. Cette intolérance absolue aux iodures de potassium et de sodium. Cette tendance à l'œdème glottique qui fit craindre un moment notre ami d'avoir à intervenir à brève échéance. Cette éruption vésiculeuse qui s'étend à la peau et aux conjonctives envahies par ce catarrhe œdémateux classique, enfin, cette sédation rapide sous l'influence de la suppression du remède ; tout cela constitue un ensemble symptômatique bien net d'iodisme.

Quant à l'action de l'iodure sur la muqueuse uréthrale, déjà entrevue par Ricord, admise comme réelle par M. Fournier en ce qui concerne l'apparition d'un écoulement séreux, nous dirons que non seulement l'écoulement séreux peut être observé, mais encore l'écoulement purulent, nous appuyant sur le fait suivant lequel nous a été communiqué par notre maître M. le docteur du Castel et dont nous regrettons de ne pouvoir apporter ici l'histoire plus détaillée.

M. du Castel donna ses soins dans sa clientèle privée à un Monsieur atteint d'aortite chronique, il lui prescrivit de l'iodure de potassium à la dose de 1 gramme par jour. Son malade, quelques jours après, revenait le consulter avec un écoulement uréthral manifestement purulent. Le traitement iodo-potassique fut suspendu, l'écoulement cessa et reparut à une nouvelle prise d'iodure. Notre maître put ainsi à plusieurs reprises reproduire chez ce malade le même écoulement.

Éruptions iodiques et érythèmes polymorphes

En écrivant ce dernier chapitre sur les rapports qui existent au point de vue objectif entre les éruptions iodiques et l'érythème polymorphe, nous avons voulu montrer dans quelles circonstances on est exposé à commettre une erreur de diagnostic, et à prendre pour une éruption iodique, ce qui n'est que le fait de la maladie à laquelle on oppose l'iodure.

Tout d'abord voyons chez quels malades cette erreur peut être commise. En premier lieu chez les syphilitiques.

Ceux-ci peuvent en effet présenter des exanthèmes médicamenteux, parasitaires, et de l'érythème non syphilitique tenant à l'érythème exsudatif multiforme de Hébra.

Consultons Leloir à ce sujet et nous trouvons dans sa clinique du 23 décembre 1887, son opinion nettement formulée : « Parfois, dit-il, il survient chez des « syphilitiques des érythèmes polymorphes sans « qu'aucun médicament vienne en expliquer l'appa- « rition ».

En Allemagne, Lewin signale comme causes prédisposant à l'érythème polymorphe, les affections des organes génitaux et la syphilis quarante-six fois sur cinquante-sept cas. C'est aussi l'opinion de Lipp. Kühn' enseigne que cette maladie survient chez des individus débilités ou présentant une maladie générale, scrofule, tuberculose, syphilis.

En France on ne fait que signaler la syphilis parmi les causes banales pouvant prédisposer à l'érythème polymorphe.

En 1888, M. le professeur Leloir de Lille se fait l'inspirateur de la thèse de Testu, et montre dans une série d'observations, la réalité de cet exanthème survenant chez les syphilitiques débilités, soit au moment de l'infection, ou plus exactement au moment de l'imminence des accidents secondaires, soit aux moments de réveil du virus.

Nous avons dit sous quelles formes multiples se manifestait l'intolérance iodique au point de vue des éruptions cutanées multiplicité de formes que l'on retrouve également dans l'érythème exsudatif de Hébra : aussi ne trouvons-nous pas dans la considération des éléments éruptifs un signe différentiel. Pourtant un critérium paraît-être bien utile, c'est en effet au moment des réveils de la diathèse, que le traitement ioduré sera nécessaire, sera urgent, et devra être administré à dose parfois massive, et d'une façon souvent prolongée ; que le malade fasse un érythème polymorphe sur ces entrefaites, et le praticien sera exposé à se trouver dans un réel embarras, relativement à la conduite qu'il devra tenir. Devra-t-il passer outre et administrer quand même le traitement? Devra-t-il voir dans cet érythème un signe d'intolérance iodique?

D'après Leloir, l'érythème polymorphe des syphilitiques présente comme chez les autres sujets des macules, des maculo-papules simples, des maculo-papules ortiées, des pustules, des phlyctènes contenant du pus ou du sang chez les sujets cachétisés.

L'éruption est souvent accompagnée de phénomènes généraux plus ou moins accusés, courbature, malaise, embarras gastrique, céphalalgie. La fièvre est caractérisée par un pouls plus ou moins fréquent, par une température plus ou moins élevée, mais l'apparition de l'exanthème coïncide souvent avec une poussée d'éruption syphilitique, et il est difficile de dire ce qui doit être rapporté à l'une ou à l'autre dans les symptômes généraux. Ajoutons que, à ce point de vue, une éruption iodique, survenant avec symptômes généraux, prête à confusion. Exemple : le malade de M. Hallopeau déjà cité. Souvent il y a des douleurs dans la continuité des membres, des picotements au niveau des points qui sont le siège de l'éruption. Dans quelques cas il n'y a aucune réaction générale, l'exanthème apparaît d'une façon insidieuse et inattendue.

L'érythème polymorphe est parfois généralisé, le plus souvent localisé aux muqueuses, aux avant bras, à la face dorsale des mains, aux cous de pied, au cou et ces localisations spéciales forment parfois un élément de diagnostic important.

Nous ferons remarquer que cette topographie ne peut servir de critérium absolu les éruptions iodiques peuvent affecter ces différents sièges de prédilection revêtir la même forme clinique au point qu'il peut être permis de se demander si l'iodure n'a pas été la toxémie chimique qui, surajoutée à cette autre toxémie en imminence de manifestations chez le malade, a déterminé le moment de l'éclosion de ces dernières.

M. le professeur Leloir attire notre attention sur ce fait qui a son importance pour le diagnostic : l'érythème polymorphe survient de préférence chez des syphilitiques débilités et affecte une durée variable en rapport avec l'état général.

Autre point important, à quel moment se manifeste l'érythème des syphilitiques ? — Citons Leloir.

« A la première période lorsque le chancre est
« déjà ancien, quelque temps avant l'apparition de
« la roséole. »

« Pendant les accidents secondaires, et c'est à ce
« moment surtout que se montrent les érythèmes. .

« Enfin, pendant la période tertiaire, et les éry-
« thèmes à cette époque coïncident souvent avec les
« époques de réveil du virus..... Ces réveils du virus
« chez les tertiaires se manifestent parfois par une
« poussée ganglionnaire, de la fièvre et des accidents
« non résolutifs plus ou moins localisés, le réveil du
« virus se manifeste quelquefois aussi par l'appari-
« tion d'une érythème. »

En résumé, on pourra établir un diagnostic approximatif par la considération du siège des lésions rattachant de préférence à l'érythème polymorphe, l'éruption qui se localise aux extrémités et s'étend aux muqueuses buccale, linguale, labiale, pharyngée. — Cette impression sera plus ferme encore s'il s'agit d'un sujet dont la syphilis est récente et dont l'état général accuse de la débilité, l'érythème polymorphe de syphilitiques étant plus fréquent chez le pauvre que chez le riche comme cela est nettement établi par les observations de Leloir. Ce diagnostic approximatif pourra être confirmé par l'épreuve de la suspension et de la reprise du traitement.

Leloir conseille de se méfier de l'iodure dans les cas d'érythèmes polymorphes des syphilitiques de crainte d'augmenter l'éruption.

Dans le précédent chapitre nous avons décrit, suivant Mauriac, les érythèmes noueux des syphilitiques nous ne reviendrons pas sur ce point; il en est de même des nodosités des arthritiques et des rhumatisants, le diagnostic différentiel a été établi, et nous terminerons cette thèse comme il est d'usage de le faire par des conclusions.

Trouchaud

CONCLUSIONS

I. — On observe dans l'intolérance iodique des cas
d'intolérance innée (observ. II, V et VI) dans lesquelles
on ne peut réellement invoquer qu'une idiosyncrasie,
des cas d'intolérance acquise dans lesquels on est
en droit d'invoquer l'albuminurie comme cause tout
au moins adjuvante (observ. IV). A côté de cette catégorie de faits nous avons observé un cas d'intolérance par saturation (observ. I) qu'il nous est possible de rapprocher, à ce point de vue, du malade de
M. Hallopeau (Annales de dermatologie, mai 1888).

II. — Les manifestations de l'intolérance iodique
bien que très souvent passagères et cédant rapidement à la suspension, peuvent dans certains cas,
revêtir un caractère de gravité spéciale en raison de
leur longue durée; deux mois et demi, trois mois
(observ. I et IV).

III. — L'iodure de sodium n'est pas exempt de
provoquer des accidents et même des accidents
graves (observ. VI et III).

Vu :

Le Président de thèse :

FOURNIER.

Vu :

Le Doyen,

BROUARDEL.

Vu et permis d'imprimer :

Le Vice-Recteur de l'Académie de Paris,

GRÉARD.

BIBLIOGRAPHIE

Pignot. — Article : Iodisme. Dictionnaire encyclopédique.

Élisabeth Bradley. — Thèse de Paris, 1887.

Chauvet. — Thèse de Paris, 1877.

Ricord. — Bulletin général de thérapeutique, 1842 et 1839.

Boinet. — Iodothérapie, 1865

Rilliet. — Communication à l'Académie de Médecine, 1861. De l'iodisme constitutionnel.

Trousseau. — Rapport sur l'iodisme constitutionnel, 1861.

Fournier. — Revue mensuelle de Médecine septembre 1877.

E. Besnier. — Annales de dermatologie 1882, p. 171. et 172.

Hallopeau. — Annales de dermatologie, mai 1887.

Leloir. — Cliniques, décembre 1887.

Testu. — Thèse de Lille, 1889.

Chauffard. — Thèse d'agrégation, Paris, 1886.

Mauriac. — Traité des maladies vénériennes, 1890.

Jullien. — Traité des maladies vénériennes, 1886.

Fournier. — Traitement de la syphilis, 1894.

Talamon. — France médicale, 1884, t. 1, p. 77.

Bazin. — Leçons sur les affections cutanées artificielles, 1862.

Imprimerie des Thèses de Médecine